Arthrose behandeln – inklusive gesunde Rezepte für Arthrose Patienten

Autor -Anna Weidinger

Inhaltsverzeichnis

Was ist Arthrose?

Die menschlichen Gelenke sind in der Regel dafür vorgesehen, für einige Jahrzehnte zu funktionieren, bevor dann langsam verschleißbedingte Probleme einsetzen. Hierfür können die Ursachen sehr vielfältig sein. Bei körperlichen Problemen angefangen, können auch physische Verletzungen, nicht selten durch langjähriges Sporttreiben verursacht, oder genetische Vorbelastungen eine Arthrose begünstigen. Von Seiten der Medizin ist eine verminderte Leistungsfähigkeit der Gelenke mit zunehmendem Alter, verursacht durch Gelenkverfall, ein nicht krankhafter, sondern sogar natürlicher Prozess. Man spricht allerdings von Arthrose, wenn dieser Verfall absolut altersuntypisch auftritt.

Kann Arthrose in allen Gelenken auftreten?

So bitter es ist: Jedes Gelenk des Körpers ist anfällig für Arthrose. Die Wirbelsäule, die Schultern, Finger, Hüfte, Knie, Fuß- und Zehengelenke, Ellenbogen und Sprunggelenke – diese Krankheit kann jeden treffen und dem Betroffenen Schmerzen bereiten. Es ist ebenfalls möglich, dass mehrere Gelenke zur selben

Zeit von einem Verschleiß betroffen sind. Ist dies der Fall, spricht man von Polyarthrose.

Eine Arthrose-Erkrankung ist in ihrem Verlauf unumkehrbar, also nicht heilbar. Das bedeutet leider, dass darunter leidende Menschen lebenslänglich von ihr begleitet werden. Jedoch kann der Krankheitsverlauf stark verlangsamt werden, wenn der Erkrankte zielgerichtet behandelt wird.

Der natürliche Verschleiß

Die Gelenke im menschlichen Körper bestehen aus zwei aufeinandertreffenden Knochen und Muskulatur sowie Sehnenbänder, die das Gelenk zusammen halten. Eine Knorpelschicht, welche zwischen diesen beiden empfindlichen Knochen liegt, sorgt dafür, dass diese nicht bei jeder Bewegung aneinander reiben. Auch wenn diese Struktur sehr starken Belastungen ausgeliefert ist, etwa durch die alltägliche Bewegung oder das Betreiben einer Sportart, bleibt sie doch für einige Jahrzehnte stabil. Je älter der Mensch allerdings wird, umso mehr können die Gelenke Einbußen hinsichtlich ihrer Beschaffenheit und Leistung erleiden. Die Knorpelschicht wird mit der Zeit dünn und Muskeln und Sehnen sind nicht mehr so beweglich, wie noch in jungen Jahren. Folglich kommt es früher oder später dadurch gelegentlich zu leichten, bis mittelschweren Schmerzen, die in der Regel nicht

weiter stören und im Normalfall nicht behandelt
werden müssen.

Der nicht natürliche und somit altersuntypische Verschleiß

Bei extremem Gelenkverschleiß gelten ebendiese als
altersuntypisch stark abgenutzt. Man spricht dann von
einer Arthrose des betroffenen Gelenks, welches
somit als krankhaft gilt.

Viele unterschiedliche Faktoren, nicht nur eine
schlechte genetische Veranlagung, begünstigen die
Entstehung einer Arthrose. Werden Gelenke über
einen langen Zeitraum, wie etwa Jahrzehnte, hinweg
einer starken Belastung unterzogen, für die sie nicht
geschaffen sind, ist eine Arthrose in
voranschreitendem Alter wahrscheinlicher. Weitere
Risikofaktoren sind mitunter Verletzungen der
Gelenke, welche schon länger zurückliegen, und oft
durch Sport verursacht werden. Die alten
Verletzungen führen, nach dem Abheilen, im Alter
oftmals zu einer Arthrose und sorgen für einen
erneuten Bedarf an Behandlungen.

Woran erkennt man eine Arthrose?

Da die Anzeichen einer Arthrose mehr als eindeutig sind, kann man diese relativ schnell an sich selbst erkennen.

Generell sollte jeder für sich selbst wissen, ob bzw. dass er potenziell gefährdet sein kann. Zur Risikogruppe gehören beispielsweise Übergewichtige, Personen mit alten Verletzungen aber auch genetisch vorbelastete Menschen. Es treten bereits in vergleichsweise jungen Jahren erhebliche Beschwerden an einem oder mehreren Gelenken auf: Dies sind z. B. Schmerzen bei Bewegung oder nach bestimmten Tätigkeiten, die im schlimmsten Fall sogar noch Stunden danach oder beim Ruhen Beschwerden bereiten. Meist sind die Hand- und Kniegelenke, sowie die Hüfte betroffen. Oft aber auch, oder zusätzlich, die Fuß- und Zehengelenke. Die ersten Anzeichen einer Arthrose zeigen sich häufig dadurch, dass man sich nach einer längeren Ruhepause (wie etwa morgens nach dem Aufstehen oder nach längerem Sitzen) steif fühlt und / oder Schmerzen hat. Meist legen sich diese Symptome wieder, wenn man eine Weile in Bewegung war. Hierbei handelt es sich um einen typischen **Anlaufschmerz**, welcher bei Arthrose charakteristisch ist.

Hat man bei einer Belastung, die nur kurze Zeit andauert, etwa beim Treppensteigen, Schmerzen, handelt es sich um einen - für Arthrose ebenfalls typischen - **Belastungsschmerz**. Auch dieser Schmerz verschwindet in der Regel wieder, sobald man der Belastung nicht mehr ausgesetzt ist.

Ganz typisch für Arthritis oder Rheuma ist der **Ruheschmerz**, der beim Schlafen oder Sitzen auftreten kann. Dieser tritt aber auch so gut wie immer bei fortgeschrittener Arthrose auf. Stellt man diese Symptome bei sich fest, sollte man mit seinem Arzt sprechen. Diese Schmerzen sind allerdings in fast allen Fällen so stark und quälend, dass die Betroffenen von alleine einen Arzt aufsuchen.

Arthrose oder Arthritis?

Beiden Krankheiten ist gemein, dass sie eine schmerzhafte Gelenkentzündung verursachen. Allerdings sind die Ursachen unterschiedlich. Bei der Arthrose handelt es sich um eine degenerative Gelenkerkrankung, während die Arthritis eine Autoimmunreaktion seitens des Körpers darstellt. Bei einer Arthritis handelt es sich allerdings auch um eine Gelenkserkrankung, sodass diese fälschlicherweise oft mit einer Arthrose verwechselt wird. In der Regel sind bei einer Arthritis jedoch Krankheitserreger sowie Entzündungsreaktionen beteiligt, während es sich bei der Arthrose nicht um eine Inflammation handelt, sondern vielmehr um eine chronische Veränderung durch die verstärkte Abnutzung und Verschleiß eines Gelenkes oder eben durch Vererbung / Veranlagung (wenn es sich um eine primäre Arthrose handelt). Eine Arthrose ist von permanenter Dauer. Sie kann also nicht wieder verschwinden und muss die Symptome bekämpfend oder korrigierend, notfalls mittels einer Operation, behandelt werden.

Arthrose und Arthritis – die Unterschiede

Arthrose	Arthritis
Verschleiß des Gelenkknorpels durch mechanische Überbeanspruchung, aber auch durch Gelenkfehlstellungen. Nimmt der Knorpel Schaden, kann er nicht mehr für die reibungslose Bewegung des Gelenkes sorgen. Auf Dauer, wenn Fehlstellung oder Belastung weiterhin bestehen, entwickelt sich so eine Entzündung, wodurch der Knorpel noch mehr in Mitleidenschaft gezogen wird. Auf Dauer gesehen können so die Knochen angegriffen werden.	Durch Krankheitserreger, wie z. B. Bakterien oder Pilze, ausgelöste Entzündung im Gelenk. Sie geraten ins Gelenk, weil sie oftmals (weil unbemerkt) verschleppt werden. Erwärmungen und Schwellungen der betroffenen Gelenke sind typische Arthritis-Anzeichen. Je weiter die Arthritis fortschreitet, umso mehr Gelenke werden betroffen, wobei sich am häufigsten Hand- und Fingergelenke entzünden.

Welche Formen der Arthrose gibt es?

Allgemein unterscheidet man in der Medizin zwischen einer primären und einer sekundären Arthrose. Genetisch bedingte, biologische Ursachen liegen bei der primären Arthrose generell zugrunde. Bei der sekundären Arthrose hingegen liegen die Ursachen bei den betroffenen Personen eher in deren Lebensstil (ausgefallene Sportarten, Berufstätigkeit, Überbelastung etc.). Verschiedene Faktoren, welche für eine primäre Arthrose sprechen, müssen gegeben sein, damit der Patient oder der Hausarzt überhaupt von solch einer ausgehen können. Beide Arten der Arthrose haben also unterschiedliche Auslöser, auch wenn der Krankheitsverlauf im Prinzip der gleiche ist. Allerdings gibt es aber auch Unterschiede, was die Vererbung und die richtige Behandlung nach der Diagnose betrifft.

Bei der primären Arthrose ist die betroffene Person bereits mit der Veranlagung zu einer verminderten bzw. geschwächten Knorpelmasse geboren worden. Der Knorpel in den Gelenken nutzt sich somit wesentlich schneller ab und führt letzten Endes zu einer Arthrose.
Da es sich um eine Veranlagung in den Genen handelt, kann man zweifelsohne behaupten, dass einem die primäre Arthrose somit bereits in die Wiege

gelegt wurde. Es ist mehr als naheliegend, dass in der eigenen Familie eine Vorbelastung oder Veranlagung in der Genetik bestehen kann, wenn im engen Kreis der Familie bereits, ohne erkennbare Ursachen, Mitglieder an Arthrosen erkrankt sind. Die direkte Linie, also die eigenen Eltern und Großeltern, sollten die Personen sein, die genauestens beobachtet werden müssen. Ältere Menschen sollten auch die Geschwister bzw. deren Krankheitsgeschichte unter die Lupe nehmen. Leider hat man bei einer genetisch bedingten Arthrose keine Möglichkeit, das eigene, genetisch bedingte Risiko zu überprüfen, wie es bei anderen Erbkrankheiten der Fall ist. Daher ist jeder Mensch selbst in der Pflicht auf eine eventuelle Häufung in der eigenen Familie genauestens zu achten.

Fehlbelastungen, frühere Verletzungen eines oder verschiedener Gelenke, aber auch Übergewicht sind als Auslöser bei einer primären Arthrose auszuschließen. Da ein Auslöser oft nicht zu erkennen ist, bezeichnet der Mediziner sie in den meisten Fällen als idiopathisch.

Auch wenn die Ärzte und die Medizin bezüglich der primären Arthrose noch vergleichsweise handlungsunfähig sind, gerade weil die Ursachen häufig in den Genen liegen, kann man sich vor der primären Arthrose (wenn auch nur bedingt) schützen. Eine frühzeitige Nahrungsmittelergänzung mit

Aminosäuren wie Arginin und Methionin hat sich oft als sinnvoll erwiesen. Beide Stoffe sind für den Knorpelaufbau verantwortlich. Zudem ist es mehr als wichtig, nach Möglichkeit auf größere Belastungen, wie Extremsport, stehende oder steigende Tätigkeiten etc. zu verzichten.

Durch die Einwirkung von Einflüssen von außen entsteht eine andere Form der Arthrose, die sekundäre Arthrose. Eine schlechte, nicht günstige oder sogar vollkommen falsche Körperhaltung kann ebenso dazu führen, wie dauerhaftes oder langjähriges Übergewicht. Aber auch aus alten Verletzungen mit darauffolgender Fehlbelastung eines Gelenkes können im späteren Lebensverlauf zu einer sekundären Arthrose führen. Als Risikofaktor zählen auch verschiedene Sportarten, wie z. B. Joggen, Fußball oder Extremsportarten. Sie führen zum Schaden des Knorpels, weil sie diesen abnutzen. Die häufigste Form des Gelenkverschleißes ist tatsächlich die sekundäre Arthrose. Dies ist in dem Lebensstil der betroffenen Patienten begründet und kann somit von diesen direkt mit beeinflusst werden. So hat man aber generell viele Möglichkeiten, sich bereits frühzeitig vor einer sekundären Arthrose zu schützen, indem man vorsichtig und umsichtig mit seinen Gelenken umgeht, sein Gewicht im Auge behält und Gefahren für die Gelenke meidet.

Selbst wenn keinerlei genetisch bedingte
Vorbelastung in der Familie vorliegt, kann im Grunde
genommen jeder Mensch an einer sekundären
Arthrose erkranken. Allerdings gehören all diejenigen
Personen, deren Gelenke besonderen Belastungen
unterliegen, zum Kreis der engeren Risikogruppe.
Sportler, insbesondere Extremsportler, bestimmte
Berufsgruppen im handwerklichen Bereich
(Dachdecker, Bauarbeiter) oder Personen, die
dauerhaft körperlich schwere Arbeit verrichten
müssen, sind hier besonders gefährdet.

Die primäre und die sekundäre Arthrose haben also
jeweils verschiedene Ursachen, auch wenn der
Verlauf dieser Erkrankungen im Prinzip der gleiche ist.
Sie unterscheiden sich aber auch hinsichtlich der
Vererbung und durch die Art der Behandlung nach
erfolgter Diagnose.

Ist das Knorpelgewebe einmal geschädigt, so
unterteilen die Mediziner die Arthrose in vier
verschiedene Stufen, um die Schwere der Erkrankung
festzustellen.

Zusätzlich zu diesen übergeordneten Arten der
Arthrose, gibt es ebenso jeweils einen bestimmten
Namen für die Arthrose, je nachdem welches Gelenk
von ihr betroffen ist. Denn wer an Arthrose leidet, hat
diese nicht in jedem Gelenk im Körper, sondern
eigentlich immer nur an bestimmten Gelenken. Knie-,

Hüft- und Fingergelenke sind dabei am häufigsten betroffen.

Wen betrifft Arthrose?

Kann man ein erhöhtes Risiko haben, an Arthrose zu erkranken?

Da mit zunehmenden Alter der vorhandene Knorpel in den Gelenken über viele Jahre hinweg Belastungen erfahren hat, welche letztlich eine Arthrose auslösen können, haben grundsätzlich besonders Senioren ein höheres Risiko an Arthrose zu erkranken. Ebenfalls häufiger von dieser Krankheit betroffen sind Menschen, die an Übergewicht leiden. Da das zusätzliche Gewicht die Gelenke mehr beansprucht, ist die Abnutzung deutlich höher, sodass leichter Arthrose entstehen kann. Ebenso kann Übergewicht die Symptome, vor allem was die Schmerzen betrifft, deutlich verstärken, da die Gelenke weniger Entlastung erfahren.

Weil es sich um eine genbedingte Veranlagung handelt, kann man mit Recht behaupten, dass es sich bei der primären Arthrose, also um ein angeborenes Risiko handelt. Sind also im engeren Familienkreis mehrfach Arthrose Erkrankungen aufgetaucht, welche keine mehr als deutlich erkennbare Ursache hatten, liegt es nah, dass in der Familie vielleicht eine genetische Vorbelastung besteht. Am genauesten sollte man dann natürlich die direkte Linie, also Eltern und Großeltern betrachten. Auch die Geschwister darf man hierbei nicht außer Acht lassen. Leider hat man bei einer Arthrose Erkrankung keine Möglichkeit, ein eventuelles genetisches Risiko prüfen zu lassen, wie es bei anderen, genbedingten Erkrankungen der Fall ist. Daher muss jeder für sich auf eine Häufung von Arthrose in der Familie achten oder eine solche hinterfragen.

Denn die Selbstheilungsmöglichkeiten können nur dann in Erwägung gezogen werden, wenn zweifelsfrei eine Arthrose vorliegt. Auch Personen, die zum Beispiel beruflich die Gelenke stark belasten müssen, haben ein höheres Risiko an Arthrose zu erkranken. Denn diese Personen nutzen damit den Knorpel immer weiter ab, bis nicht nur Schmerzen, sondern auch weitere Arthrose Symptome auftreten. Letztlich sind Menschen besonders häufig betroffen, die bereits an einer Arthritis leiden, denn die entzündlichen Prozesse, die dabei in den Gelenken entstehen, schwächen den Knorpel und begünstigen so das Entstehen einer Arthrose.

Sind nur alte Menschen von Arthrose betroffen?

Von Arthrose sind bei Weitem nicht nur ältere oder alte Menschen betroffen. Auch (sehr) junge Menschen können an Arthrose erkranken. Der Knorpel kann eben nicht nur altersbedingt, sondern auch durch Sport, einen Unfall oder durch den Beruf Schaden nehmen. Gerade ruckartige oder plötzlich stoppende Bewegungen (wie beispielsweise beim Fußball, Handball oder Tennis) oder ein Zusammenprall mit Gegnern können den Knorpel verletzen. Extrem strapaziert werden können die Gelenke gerade durch Übergewicht, aber auch durch eine schlechte oder falsche Körperhaltung. Sehr häufig sind auftretende Arthrosen auch genbedingt. All dieses kann natürlich junge, wie auch ältere Menschen betreffen.

Je älter man wird oder ist, umso eher besteht die Möglichkeit, an Arthrose zu erkranken. Denn mit den ansteigenden Lebensjahren können die Körperzellen kaum noch neues Knorpelgewebe bilden. Daher nimmt folglich das Risiko, an Arthrose zu erkranken, im Alter zu.

Welche Therapiemöglichkeiten gibt es?

Da ein angegriffener, zerstörter oder beschädigter Knorpel sich nicht wieder regenerieren kann, gilt die Arthrose leider als unheilbar. Dieses ist die schlechte Nachricht. Aber die Symptome der Arthrose sind relativ gut therapierbar, so dass betroffene Patienten damit einigermaßen, aber auch dauerhaft gut leben können. Dabei sollte man allerdings nicht außer Acht lassen, dass die Erkrankung einen wechselhaften Verlauf nehmen kann. Eine allumfängliche Therapie im Mix drängt Schmerzen und die Entzündungen zurück, bewahrt auf Dauer dabei die Beweglichkeit des jeweilig betroffenen Gelenkes und fördert somit langfristig die Selbständigkeit der erkrankten Patienten.

Physiotherapeuten, Rheumatologen und der Hausarzt arbeiten im Idealfall mit weiteren Fachkräften im Sinne einer interdisziplinären Therapie zusammen. So können sie ein individuelles Behandlungsprogramm für den betroffenen Patienten zusammenstellen und festlegen. Da sie genau wissen, wie man an welchen Stellen gezielt mit Wärme- oder Kälteanwendung oder aber bestimmten Bewegungen helfen kann, leisten gerade Physiotherapeuten in der Behandlung sehr gute und erfolgversprechende Arbeit. Nachhaltige

Schmerzlinderung liefert bei der Behandlung auch die Bewegungstherapie.

Es gibt verschiedene Möglichkeiten, Anwendungen und Therapien, idealerweise in Kombination, die bei Arthrose zur Verfügung stehen.

Bewegung / Krankengymnastik

Generell sollten Bewegung und moderater Sport immer zum Grundgerüst der Arthrose Behandlung gehören. Solange der Betroffene jedoch wegen der Schmerzen in seinen Gelenken noch nicht in der Lage ist, sich sportlich zu betätigen, verschaffen vorerst andere Anwendungen Linderung. Hier bieten sich an:

- Massage
- Fangopackungen
- Wärmebehandlung
- Kältebehandlung

Sobald es einem betroffenen Patienten jedoch wieder möglich ist, sich relativ schmerzfrei und aktiv zu bewegen, sollte mit einer Bewegungstherapie begonnen werden. Dabei ist darauf zu achten, dass es sich um „sanfte" Sportarten handelt. Leichte Gymnastik, Tai-Chi, Yoga oder Aqua-Gymnastik sind ideal und verschaffen Linderung. Große bzw. gut eingerichtete Therapiezentren bieten zudem medizinisches Gerätetraining mit Geräten an, welche die Bewegung unter Wasser simulieren. So wird eine ruhige und nahezu schwerelose Bewegung sichergestellt.

Medikamentöse Behandlung

Schmerzmedikamente

Die kontinuierliche Behandlung einer Arthrose mit den richtigen Medikamenten kann die hauptsächlichen Symptome bzw. Beschwerden recht wirkungsvoll bekämpfen. Manchmal helfen bereits einfache Schmerzmittel, wie Paracetamol, um das betroffene Gelenk wieder einsatzfähig zu machen. **Ibuprofen, Diclofenac & Co** wirken schmerzlindernd und zugleich entzündungshemmend im Gelenk.

NSAR

Nicht-steroidale Antirheumatika (NSAR) werden von den Ärzten bei einer Reizung des Gelenkes verschrieben. Meist werden diese in Tablettenform eingenommen und hemmen so zeitgleich den Schmerz und die Entzündung. Leider können diese Arzneimittel aber auch häufig Magen und Darm angreifen, sodass meist noch ein weiteres

Medikament notwendig ist und verabreicht werden muss, um diese Nebenwirkungen zu vermeiden. Oftmals werden NSAR wesentlich besser vom Betroffenen vertragen, wenn er sie in Form von Salben oder Pflaster am betroffenen Gelenk anwendet.

Cortison Präparate

Arzneimittel mit Cortison helfen bei einer starken Reizung. Das Cortison Präparat wird vom behandelnden Arzt direkt ins Gelenk injiziert. Durch diese Art der Behandlung kann man einen schnell eintretenden und lang anhaltenden Effekt erzielen. Leider haben gerade Cortison Präparate sehr hohe Nebenwirkungen, weshalb diese Injektionen nicht zu häufig angewendet werden sollten.

Chondroitin

Körpereigene Knorpelschutzsubstanzen wie Chondroitin (eigentlich Chondroitinsulfat) eröffnen eine neue Behandlungsperspektive. Chondroitin ist ein körpereigener Stoff, der von den Knorpelzellen gebildet wird und den Knorpel gegen Druck und Belastung widerstandfähig macht. Erste Studien mit Chondroitinpräparaten deuten darauf hin, dass sie dem Knorpelabbau entgegenwirken können.

Hyaluronsäure

Präparate mit Hyaluronsäure (ebenfalls ein körpereigener Stoff) versprechen vor allem Schmerzlinderung. Die Hyaluronsäure soll als „Schmiermittel" für eine reibungslose Bewegung der Gelenke sorgen und ist Hauptbestandteil unserer Gelenkflüssigkeit (auch Synovia). Auch Präparate aus Hyaluronsäure werden vom Arzt direkt in das betroffene Gelenk injiziert, sind aber wesentlich verträglicher als Cortison.

Komplementärmedizinische Behandlungen

Der Markt der Komplementärmedizin wird immer größer und ist kaum anständig zu überblicken. Hier seien z. B. pflanzliche Schmerzmittel, Traditionelle Chinesische Medizin oder Magnetfeldtherapie genannt. Es empfiehlt sich - in Absprache mit dem Hausarzt- sich an einen Therapeuten mit fundierten Fachkenntnissen zu wenden.

Gelenkwickel

Mit Hilfe der Natur lassen sich Wickel schnell selber herstellen, die man bei Gelenkbeschwerden anwenden kann. Oftmals verschaffen diese Wickel Linderung. Bei geschwollenen und entzündeten

Gelenken empfiehlt es sich, über Nacht einen **Kohlwickel** anzulegen. Welchen Kohl man hierfür verwendet, spielt keine Rolle, jeder enthält entzündungshemmende und schmerzstillende Flavonoide und Senföle. Hierfür die Kohlblätter ein wenig walzen, damit der Saft besser in die Haut eindringen kann. Abends das betroffene Gelenk mit mehreren Lagen Kohlblätter umwickeln und mit einem Tuch fixieren. Am nächsten Morgen den Wickel entfernen und das Gelenk abtrocknen. Diesen Wickel konsequent über mehrere Wochen nachts anlegen.

Bei Gelenkschmerzen haben sich **Löwenzahnwickel** bewährt. Hierfür frische Löwenzahnwurzel sehr klein schneiden, etwa 5 EL in ein mit heißem Wasser getränktem Baumwolltuch geben, dieses so warm wie möglich auf das schmerzende Gelenk legen. Das Ganze mit einem Handtuch fixieren und so lange auf dem schmerzenden Gelenk lassen, bis der Wickel kalt ist.

Bei roten und heißen Gelenken empfiehlt sich ein **Quarkwickel**, da Quark die Eigenschaft hat, Hitze aus der Haut und den Gelenken zu ziehen. Hierzu einfach gut gekühlten Quark mit ein wenig Olivenöl mischen, fingerdick auf das Gelenk auftragen, mit einem Baumwolltuch fixieren und ungefähr 25 Minuten wirken lassen.

Operation

Leider passiert es auch oft, dass operative Eingriffe unumgänglich sind, wenn die Schmerzen dauerhaft stärker werden. Einige Möglichkeiten wären:

- **Arthroskopie**
  Hierbei werden überschießende Gewebewucherungen entfernt

- **Umstellungsosteotomie**
  Korrektur von z. B. X-Beinen oder O-Beinen

- **Künstliches Gelenk**
  Sollte der Knochen selber noch recht gut „in Schuss" sein, kann sich ein Oberflächenersatz als nützlich erweisen. Falls der Knochen jedoch nicht mehr über die ausreichende Qualität verfügt, muss leider oftmals ein neues (künstliches) Gelenk eingesetzt werden.

Was sich positiv auf die Gelenke und die Arthrose auswirkt

- Überlastungen für die Gelenke vermeiden
- Gesunde, ausgewogene Ernährung
- Übergewicht unbedingt reduzieren oder von vorneherein vermeiden
- Kalte und feuchte Temperaturen / Witterungen vermeiden
- Teilnahme bei Rückenschule oder Knieschule
- Vermeidung von Stürzen und anderen Unfallrisiken

Sport treiben, aber richtig:

Es ist vor allem extrem wichtig, die richtige Lauftechnik anzuwenden, angemessenes Pensum zu absolvieren und auf ein wirklich gutes Schuhwerk (z. B. fürs Joggen)zu achten

- Statt alpinen Skilauf Skilanglauf bevorzugen
- Nach Möglichkeit keinen Leistungs- oder Kampfsport betreiben

- Ebenso keine Sportarten wie Fußball, Handball oder Tennis
- Fahrrad, Ergometer oder Heimtrainer auf die richtige Höhe einstellen
- Schwimmen oder Aquasport, wobei die Wassertemperaturen idealerweise zwischen 26 und 28 Grad liegen sollten

Kann man einer Arthrose vorbeugen?

Wie bei eigentlich allen Erkrankungen des Bewegungsapparates gilt das Motto „Sport und Bewegung sind immer gut!" Je besser die Gelenke von der Muskulatur gestützt und zusammengehalten werden, umso effektiver werden die Gelenke in ihrer Funktion unterstützt und der Knorpel entlastet. Durch regelmäßige Bewegung wird, die Nährstoffversorgung des Knorpels verbessert, was den Gelenken gut tut. Aber Vorsicht: Zu starke Belastung kann den Gelenkknorpel schädigen. Außerdem steigt das Verletzungsrisiko bei extremer sportlicher Betätigung. Und leider ist gerade ein verletztes Gelenk besonders anfällig für Arthrose.

Neben regelmäßiger, moderater sportlicher Betätigung sollte man unbedingt Überlastung, bzw. Fehlbelastung der Gelenke vermeiden. Genussmittel, gerade Tabak und Alkohol, belasten nicht nur den Bewegungsapparat, sondern bergen zahlreiche weitere Gesundheitsrisiken, weshalb man sie nur in Maßen genießen, oder besser noch, ganz verzichten sollte. Eine gesunde Ernährungsweise hilft nicht nur Arthrose, sondern auch vielen weiteren Erkrankungen vorzubeugen.

Übergewicht gilt nach wie vor immer noch als Hauptrisikofaktor für frühzeitigen Gelenkverschleiß. Je mehr Gewicht also jemand mit sich herumschleppt, umso stärker belastet und anfälliger sind seine Gelenke. Jedes Kilo Richtung Idealgewicht ist deshalb die beste Vorbeugung gegen Arthrose.

Übungen bei Arthrose

Finger- und Handgelenksübungen:

Übung Nr. 1: Finger-Beugen

- Strecken Sie den rechten Arm aus und halten Sie ihn von unten mit der linken Hand gerade. Beugen Sie den Daumen nach unten Richtung Handfläche. Halten Sie dies für ein paar Sekunden. Richten Sie den Daumen wieder auf.
- Dann beugen Sie Ihren Zeigefinger in Richtung Handfläche. Halten Sie dies für ein paar Sekunden. Dann begradigen Sie wieder den Finger.
- Wiederholen Sie dies mit jedem Finger der linken Hand. Wiederholen Sie die Übung auf der rechten Seite.

Übung Nr. 2: Mit Ton spielen

- Mit Knete oder Ton zu spielen ist eine großartige Möglichkeit, die Bewegungsfreiheit in den Fingern zu erhöhen, Arthritis-Schmerzen zu lindern und gleichzeitig Ihre Hände zu stärken -

und es fühlt sich gar nicht nach
Bewegung an.

- Lassen Sie hierfür einfach dem inneren
  Kind freien Lauf: Zerquetschen Sie die
  Knetmasse, rollen Sie sie zu einem Ball,
  rollen Sie sie mit den Handflächen zu
  langen Schlangen oder benutzen Sie die
  Fingerspitzen, um gefährliche Zacken an
  einem Dinosaurier-Rücken zu kneifen.

Übung Nr. 3: Handtuch bündeln

- Legen Sie die Hand mit der Handfläche
  nach unten auf ein ausgebreitetes
  Handtuch auf einem Tisch.
- Spreizen Sie alle Finger. Ziehen Sie die
  Finger zusammen, indem Sie mit der
  Hand nach unten auf den Tisch drücken
  und das Handtuch zwischen den Fingern
  „zusammenschieben".
- Entspannen Sie die Finger und
  wiederholen Sie die Übung.

Variabel: Finger-Wandern

- Legen Sie ein Handtuch oder
  Küchentuch flach auf einen Tisch. Legen
  Sie Ihre Hand nur ganz leicht von den
  Fingerspitzen und dem Daumen gestützt
  auf das Tuch.
- "Wandern" Sie nun mit Ihren
  Fingerspitzen, um das Handtuch in Ihre
  Handfläche zu ziehen. Nehmen Sie so
  viel Handtuch wie möglich in Ihre Faust
  und drücken Sie sanft zu.
- Sie können dabei feststellen, wie
  rheumatoide Arthritis Ihren Griff
  beeinflussen kann und wie stark der Griff
  Ihrer Hände ist.

Übung Nr. 4: Daumen hoch

- Legen Sie die Seite Ihrer linken Hand
  mit dem Daumen nach oben auf einen
  Tisch. Halten Sie Ihren Daumen in
  dieser Position und biegen Sie die
  anderen vier Finger nach innen, bis Ihre
  Hand eine "L" -Form bildet.
- Halten Sie dies für ein paar Sekunden,
  dann strecken Sie Ihre Finger, um sie in

die Ausgangsposition zurück zu biegen.
Wiederholen Sie diese Übung 10 Mal,
dann wiederholen Sie die Sequenz mit
der rechten Hand.

Übung Nr. 5: Finger-Heben

* Legen Sie die linke Hand mit der
  Handfläche flach auf den Tisch, Finger
  gespreizt. Beginnend mit dem Daumen,
  heben Sie nun jeden Finger langsam
  vom Tisch ab.
* Halten Sie jeden Finger für ein oder zwei
  Sekunden und senken Sie ihn dann
  langsam wieder ab. Machen Sie diese
  Übung mit jedem Finger der linken
  Hand.
* Nachdem Sie mit der linken Hand fertig
  sind, wiederholen Sie die gesamte
  Sequenz auf der rechten Seite.

Übung Nr. 6: Ein 'O' machen

* Beginnen Sie mit Ihrer linken Hand und
  strecken Sie die Finger aus. Nun
  krümmen Sie alle Finger nach innen, bis
  sie sich berühren. Ihre Finger sollten die

Form eines "O" haben. Halten Sie diese Position für ein paar Sekunden.

- Dann strecken Sie wieder Ihre Finger. Wiederholen Sie diese Übung einige Male pro Tag an jeder Hand oder immer dann, wenn Ihre Hände sich steif oder schmerzhaft anfühlen.

Knie Übungen

Übung Nr.1:

Dehnung der hinteren Beinmuskulatur

- Legen Sie sich mit dem Rücken auf eine bequeme, flache Unterlage.
- Umfassen Sie mit beiden Händen einen Oberschenkel, das Knie ist locker gebeugt.
- Bewegen Sie nun die Ferse langsam Richtung Decke. Es entsteht ein Zuggefühl.
- Belassen Sie das Bein für ca. 20 Sekunden in dieser Stellung und wechseln Sie dann zum anderen Bein.

Übung Nr. 2:

Kräftigung der vorderen
Oberschenkelmuskulatur

- Setzen Sie sich so auf einen Stuhl, dass die Oberschenkel gut auf dem Stuhl aufliegen.
- Ziehen Sie die Zehen eines Fußes in Richtung Nase an und strecken Sie das Knie langsam, bis ein leichtes Ziehen in Knie und Oberschenkel auftritt. Halten Sie diese Position für ca. 12 Sekunden.
- Wiederholen Sie diese Übung abwechselnd für jedes Bein fünf bis zehn Mal.

Übung Nr. 3:

Kräftigung der hinteren Beinmuskulatur

- Legen Sie sich mit dem Bauch auf eine flache Unterlage. Dabei liegt die Stirn auf beiden Händen, ein Knie ist so weit wie möglich gebeugt.
- Heben Sie nun das gebeugte Knie an, dabei zeigt die Ferse zur Decke.

- Strecken Sie das Bein in der Luft und
  legen Sie es gestreckt auf den Boden
  ab.
- Wichtig! Während Sie das Bein strecken,
  bleibt das Becken auf dem Boden
  liegen.
- Führen Sie die Übung abwechselnd für
  jede Seite zehn Mal durch.

Hüft-Übungen

Übung Nr.1: Mobilisierung der Hüftgelenke in Beugung

- Stellen Sie sich in einen Türrahmen oder
  alternativ zwischen zwei Stühle.
- Die Hände sollten dabei angelehnt
  beziehungsweise aufgestützt sein.
- Heben Sie nun ein Knie so weit wie
  möglich an und stellen Sie es wieder ab.
  Dabei bleibt der Rücken gerade.
- Wiederholen Sie diese Übung zehn Mal
  abwechselnd für jedes Bein.

Übung Nr. 2:

- Mobilisierung der Hüftgelenke in Streckung
- Stellen Sie sich in einen Türrahmen oder alternativ zwischen zwei Stühle.
- Die Hände sollen dabei angelehnt beziehungsweise aufgestützt sein.
- Führen Sie ein Bein mit gut gestrecktem Knie nach hinten und wieder zurück.
- Wiederholen Sie diese Übung zehn Mal abwechselnd für jedes Bein.

Übung Nr. 3:

- Mobilisierung der Hüftgelenke in Ein- und Auswärtsdrehung
- Legen Sie sich mit dem Rücken auf eine flache Unterlage
- Stellen Sie ein Bein an und legen Sie das andere darüber.
- Bewegen Sie nun das obere Knie mit der Hand derselben Seite so weit wie möglich gleichmäßig nach rechts und links.

- Dabei bleiben die Muskeln des bewegten Hüftgelenkes entspannt.
- Führen Sie die Übung ca. 20 Sekunden durch und wechseln Sie dann zum anderen Bein.

Schulter-Übungen

Übung Nr. 1 – Mobilisierung:

- Setzen Sie sich auf einen Stuhl und lassen Sie Ihre Arme neben Ihrem Körper hängen. Heben Sie beide Arme über den Kopf. 3 Sekunden halten.
- Lassen Sie Ihre Arme wieder sinken.

Übung Nr. 2 – Mobilisierung:

- Setzen Sie sich auf einen Stuhl und lassen Sie Ihre Arme neben Ihrem Körper hängen.
- Legen Sie die Handfläche der linken Hand von oben zwischen den Schulterblättern auf Ihren Nacken. Halten Sie diese Stellung 3 Sekunden

lang und lassen Sie Ihren Arm wieder
sinken.

- Wiederholen Sie die Übung mit Ihrem
rechten Arm.

Übung Nr. 3 – Mobilisierung:

- Setzen Sie sich auf einen Stuhl und
lassen Sie Ihre Arme neben Ihrem
Körper hängen. Bringen Sie Ihren linken
Arm von unten möglichst nahe an die
Schulterblätter.
- Halten Sie die Stellung 3 Sekunden lang
und bringen Sie Ihren Arm wieder in die
Ausgangsposition zurück.
- Wiederholen Sie die Übung mit Ihrem
rechten Arm.

Übung Nr. 4 – Mobilisierung:

- Stellen Sie sich vor einen Tisch und
stützen Sie sich mit einer Hand auf die
Tischplatte.
- Den anderen Arm entspannt hängen
lassen. Schwingen Sie Ihren Arm eine

Minute lang locker von vorne nach
hinten.
* Machen Sie diese Übung auch mit dem
  anderen Arm.

Übung Nr. 5 – Mobilisierung:

* Stellen Sie sich gerade hin mit Ihren
  Händen im Nacken und Ihren
  Oberarmen waagerecht. Bringen Sie
  Ihre Ellbogen so weit wie möglich nach
  vorne. 3 Sekunden halten.
* Kehren Sie zur Ausgangsposition
  zurück. Bringen Sie jetzt Ihre Ellbogen
  so weit wie möglich nach hinten. 3
  Sekunden halten und wieder zurück in
  die Ausgangsposition.

Die richtige Ernährung bei Arthrose

Risikofaktor Übergewicht

Jeder Mensch mit Übergewicht ist schneller gefährdet, an Arthrose zu erkranken, als normalgewichtige Personen. Es ist kein Geheimnis, dass Übergewicht die Gelenke belastet und somit der Gelenkverschleiß noch schneller voranschreitet. Selbst die Arthrose-Symptomatik, der nicht tragenden Gelenke lässt bei erfolgter Gewichtsreduktion nach. Zwischen Gewichtsabnahme und dem Rückgang von den im Körper freigesetzten, entzündungsvermittelnden Stoffen Leptin, Resistin und Adiponektin, vermuten Experten einen definitiven Zusammenhang. Diese entzündungsvermittelnden Stoffe werden in den Fettzellen gebildet. Je weniger Körperfett vorhanden ist, umso weniger entstehen Entzündungen in den Gelenken, die zu Arthrose führen.

Gesundes Abnehmen durch ausgewogene Ernährung oder aber auch Intervallfasten (nur zwei Mahlzeiten am Tag, z. B. um 11 und um 19 Uhr, dazwischen 16 Stunden Pause) und angemessenen Sport sollten die ersten Schritte in Richtung Arthrose Behandlung sein.

Arthrose lindern durch gesunde Ernährung

Bisher wurde leider noch keine Diät erfunden, welche die vollständige Beseitigung der Arthrose Beschwerden herbeiführen kann. Aber die Ernährung wirkt sich durchaus positiv auf den Verlauf von Arthrose aus und kann sogar eine Weiterentwicklung verhindern, auf alle Fälle jedoch die Symptome lindern.

Immer wieder werden auch von Medizinern folgende Lebensmittel empfohlen:

- Obst
- Salate
- Gemüse
- Kartoffeln
- Naturreis
- Dinkel
- Magermilchprodukte
- Kaltwasserfische wie z. B. Forelle oder Kabeljau

Auch hat sich zur Regeneration der Knorpelmasse Hirse bewährt. Außerdem sollte man nur kaltgepresste

Öle in der Küche verwenden. Hierzu gehören z. B. Olivenöl, Walnussöl, Sesamöl, Distelöl oder Rapsöl. Teemischungen aus Fenchel, Süßholz, Kümmel oder Anis, aber auch basische Kräutertees eignen sich hervorragend zur Entsäuerung des Körpers. Man kann alternativ auch Basenpulver als Nahrungsergänzung in der Apotheke kaufen. Auch grüner Tee hat eine entzündungshemmende Wirkung. So kann er Arthrose-Schmerzen lindern. Verstärken kann man die Wirkung noch durch Beigabe von Zitrone.

Weil auch immer wieder freie Radikale im Verdacht stehen, an den Entzündungsprozessen einer Arthrose beteiligt zu sein, sollte der Speiseplan reich an Vitamin A-, Vitamin E- und Vitamin C sein. Auch Selen und Kupfer sollten dem Körper regelmäßig in ausreichender Menge zugeführt werden. Kieselsäure wirkt knorpelstabilisierend. Diese findet man in Hafer, Naturreis, Gerste, Hirse, Topinambur und in Schachtelhalm- oder Brennnesseltee. Allerdings bekommt man auch verschiedene Kieselsäureprodukte in Apotheken, Reformhäusern oder Drogeriemärkten als Nahrungsergänzungsmittel.

Bestimmte Nahrungsmittel meiden

Da einige Nahrungsmittel und Ernährungsgewohnheiten den Verlauf der Arthrose stark beeinflussen können, kann gerade die falsche

Ernährung Arthrose Schmerzen noch verschlimmern.
Die richtige, ausgewogene und gesunde Ernährung
sorgt außerdem dafür, dass man an Gewicht verliert,
durch Gewicht überlastete Gelenke verschleißen eben
schneller. Mit der richtigen Ernährung kann auf alle
Fälle der Aufbau des Knorpelgewebes verbessert
werden. Außerdem können so entzündliche Prozesse
im Körper verringert werden. Pflanzliche und
vitaminreiche Lebensmittel sollten daher den
Speiseplan dominieren, tierische Produkte sollte man

idealerweise wenig bis gar nicht darauf finden. Wer auf langfristige Sicht seine Arthrose-Beschwerden bessern bzw. lindern will, muss unbedingt an seiner Ernährung arbeiten und diese dauerhaft umstellen. Nur wer die oben genannten Ernährungs-Tipps beherzigt und anwendet, wird auf Dauer seine Beschwerden lindern können. Dazu muss aber auch konsequent auf einige Nahrungsmittel nach Möglichkeit komplett verzichtet werden. Dazu gehört tierisches Fett. Rindfleisch sollte, wenn überhaupt, nur noch in Maßen genossen werden, Schweinefleisch sollte man lieber komplett meiden.

Wurst, Süßigkeiten, Zucker, Spargel, Nüsse Erdbeeren, roter Pfeffer und Tomaten sollte man auch nur in Maßen, oder besser noch, gar nicht, verzehren. Aber auch fetter Fisch sollte vom Speiseplan verschwinden. Außerdem Sahne, Margarine, Butter und Eigelb. Gesättigte und gehärtete Fette, Kaffee, Alkohol und schwarzer Tee sind ebenso tabu. Zitrusfrüchte, auch wenn Vitamin C nicht unwichtig ist, sollten nicht im Übermaß verzehrt werden.

Mit Gewürzen und Kräutern gegen Arthrose

Vor allem die durch Entzündungen ausgelösten schmerzenden Gelenke machen Arthrose-Patienten zu schaffen. Zum Glück hält die Natur jedoch viele Kräuter bereit, die entzündungshemmend wirken. Salat kann man zum Beispiel mit variierenden Kräutermischungen verfeinern. Im heimischen Gewürzregal sollten sich immer folgende Kräuter finden: Kurkuma, Petersilie, Fenchel, Dill, Anis, Kreuzkümmel, Minze, Kerbel, Oregano, Rosmarin, Thymian, Koriander, Majoran und Ingwer. Auch Chili und Zimt sollten immer im Hause eines Arthrose-Patienten vorrätig sein.
Seinen Kakao kann man z. B. mit Honig, Kurkuma, Chilipulver, schwarzem Pfeffer oder Zimt verfeinern. Auch Omega-3 fetthaltiger Fisch, wie Makrele, Wildfang Lachs oder Sardinen lassen sich wunderbar mit den genannten Kräutern und Gewürzen verfeinern. Diese Fische sollten bei betroffenen Personen ohnehin zweimal wöchentlich auf dem Speiseplan stehen.

Bei Arthrose hilft auch die Kraft der Natur

Wer sich diese heilende Kraft der Natur zunutze machen möchte, sollte Produkte mit Grünlippmuschel, (auch Grünschalmuschel) ausprobieren. Dieses kann sich auf das allgemeine körperliche Wohlergehen sehr positiv auswirken. Die Grünlippmuschel wirkt nämlich u. a. entzündungshemmend. Bereits im Jahr 2009 wies eine Studie der Yonsei Medical Clinic Seoul nach, dass der Wirkstoff Lyprinol bei Arthrose-Leiden die Symptome lindern kann. Die regelmäßige Einnahme führte in diesen Studien nachweislich und messbar zu einer wesentlichen Verbesserung der Krankheitserscheinungen bei Arthrose-Patienten. Auch die im Hagebuttenpulver (aus der Apotheke oder dem Reformhaus) befindlichen Galaktolipide hemmen nachweislich die Botenstoffe für Entzündungen. Täglich ca. 5 g hiervon eingenommen sollen Entzündungen vermindern. Als schmerzstillend hat sich das Spurenelement Bor erwiesen. Dieses findet man z. B. in Gurken, Zucchini, Rettich, Nüssen, Pflaumen oder rotem Traubensaft.

Ein idealer, auf Arthrose abgestimmter, Ernährungstag könnte in etwa so aussehen:

Zum Frühstück: Quark mit Früchten und etwas Leinöl- oder Weizenkeimöl. Alternativ Vollkornbrot mit

Frischkäse und Rohkost oder einen grünen Smoothie und ein Joghurt.

Zum Mittagessen: gesunde Mischkost, z. B.: Dinkel- oder Vollkornnudeln oder Naturreis mit Gemüse nach Wahl.

Zum Abendessen: Gemüsesuppe oder gedünsteter Fisch mit Gemüse. Für die meisten Menschen ist Rohkost am Abend weniger empfehlenswert, da sie es schlechter vertragen und verdauen.

Auf Snacks uns Zwischenmahlzeiten sollte man generell verzichten, gegen ein paar Nüsse, vorzugsweise Cashews für den kleinen Appetit ist hingegen nichts einzuwenden.

Im folgenden Kapitel stellen wir verschiedene Rezepte für eine bestmögliche Ernährung bei Arthrose vor.

Rezepte - speziell bei Arthrose

Zum Abschluss stellen wir einige Rezepte vor, deren Zutaten gerade bei Arthrose empfehlenswert sind. Generell sollten Arthrose-Patienten auf eine gesunde, ausgewogene Ernährung achten. Es lohnt sich immer, auf eine vegetarische Ernährung umzusteigen, aber wer auf Fleisch nicht gerne verzichten möchte, kann statt Schwein oder Rind auf Geflügel zugreifen. Gegen Entzündungen hat sich häufig eine basische Ernährung bewährt. Aber nicht nur, um die Gelenke zu schützen, sondern auch zur Vermeidung oder Verringerung von Übergewicht sollten, wie bereits in den vorangegangenen Kapiteln erwähnt, bestimmte Zutaten zur Zubereitung der Speisen bevorzugt bzw. gemieden werden.

Getränke

Scharfer Kakao

Zutaten:

- 1 Glas (frische) Milch, H-Milch oder Sojamilch
- 2 Teelöffel Kakaopulver
- 2 Teelöffel Honig
- 1 Prise Chilipfeffer
- ½ TL Zimt
- 1 TL Kurkuma

Zubereitung:

1. Die Milch erhitzen und Honig und Kakaopulver einrühren.

2. Für die Würze Chilipfeffer, Zimt und Kurkuma hinzufügen.

3. Statt normaler Milch kann man auch Mandel- oder Kokosmilch verwenden.

Exotischer Cocktail ohne Alkohol für 1 Person

Zutaten:

- 70 g Papaya
- 6 EL Orangensaft
- 1 TL Limettensaft
- 20 ml Kefir
- 1 TL Vanillesirup

Zubereitung:

1. Entkernte und geschälte Papaya in kleine Stücke schneiden und mit allen anderen Zutaten im Mixer möglichst fein pürieren.

2. In ein Glas geben und mit einer Limettenscheibe garnieren.

Erfrischender Smoothie

Zutaten:

- 250 g Melone nach Geschmack
- ½ Apfel
- 1 Teelöfel Limettensaft
- 6 Weintrauben, kernlos, grün
- 1 Kiwi
- 2 EL Zitronensorbet

Zubereitung:

1. Die Melone in große Stücke schneiden.

2. Eine kleine Scheibe Apfel als Deko für den Glasrand aufbewahren. Den Rest des Apfels, geschälte Kiwi und Trauben zu einem Brei mixen und den Limettensaft hinzugeben.

3. Zum Schluss noch das Sorbet den übrigen Zutaten hinzufügen, bis ein cremiger Smoothie entsteht.

Mandel-Frucht-Smoothie
für 2 Personen

Zutaten:

- 2 Äpfel
- 1 Pfirsich oder 1 Nektarine oder 2 - 3 Aprikosen
- ½ Banane
- 400 ml Mandelmilch
- Saft von ½ Limette oder 1/4 Zitrone
- 2 EL Sanddorn-Muttersaft
- 1 EL Yaconsirup zum Süßen
- 2 EL Mandelmus
- 1 Prise Kristallsalz

Zubereitung:

Das Obst, waschen, entkernen und zerkleinern. Mit
der Milch und den restlichen Zutaten im Mixer zu
einem Smoothie verarbeiten.

Kakao-Cashew-Milch für 2 Personen

Zutaten:

- 80 g Cashewkerne
- 200 ml Wasser
- 1 EL Kakao
- 1 Feige (getrocknet)
- 1 Prise Zimt
- 1 Prise Kardamom

Zubereitung:

1. Die Cashewkerne über Nacht in etwas Wasser einweichen.

2. Cashewkerne abgießen und kurz abspülen.

3. Etwas von dem frischen Wasser und den Rest der Zutaten nach und nach in den Mixer füllen und immer wieder auf höchster Stufe mixen.

4. Das Getränk hält sich verschlossen etwa 3 Tage im Kühlschrank

Ingwer-Kurkuma-Tee für 2 Personen

Zutaten:

- 500 ml. Heißes Wasser
- 1 TL Kurkuma
- Etwas Ingwer
- 1 Prise schwarzer Pfeffer
- ½ TL Honig

Zubereitung:

1. Den geschälten und fein geriebenen Ingwer mit Kurkuma und etwas Pfeffer in eine Thermoskanne geben und mit kochendem Wasser aufgießen.

2. Nach Belieben mit Honig süßen.

Bananen-Beeren-Cocktail
für 2 Personen

Zutaten:

- 250 g Beeren nach Geschmack
- 30 g Zartbitterschokolade (50% Kakao)
- 2 Bananen
- 4 TL Zitronensaft
- 2 TL Ahornsirup
- 200g Hüttenkäse

Zubereitung:

1. Beeren (auch TK) waschen und gut abtropfen lassen, Schokolade kleinhacken und die Bananen schälen und zerteilen.

2. Dann die Beeren, Bananen, Zitronensaft, Ahornsirup und den Hüttenkäse im Mixer gute 15 Sekunden pürieren.

3. Am Ende die Schokolade noch unterrühren.

Frühstück

Himbeermüsli für 1 Person

Zutaten:

- 125 g Tiefkühl-Himbeeren (ungesüßt!)
- 125 g Magerquark
- ca. 75-100 ml fettarme Milch
- 3 EL feine Vollkorn-Haferflocken
- 20 g Walnüsse

Zubereitung:

1. Den Magerquark mit der Milch glattrühren und die Vollkorn-Haferflocken unterrühren.

2. Den Quark mit den am Vortag aufgetauten Himbeeren vermischen und im Anschluss mit den Walnüssen bestreuen.

Vollkornbrot mit Avocado-Ei-Frischkäse für 1 Person

Zutaten:

- 2 Scheiben Vollkornbrot
- 1 hartgekochtes Ei
- ¼ Avocado
- 100 g fettarmer Frischkäse (alternativ Hüttenkäse)
- Kräutersalz
- Pfeffer

Zubereitung:

1. Das hartgekochte Ei hacken.

2. Die von der Schale und dem Kern befreite Avocado ebenfalls fein hacken.

3. Ei und Avocado mit dem Frischkäse verrühren und mit Kräutersalz und Pfeffer abschmecken.

4. Den Avocado-Ei-Frischkäse auf den beiden Scheiben Vollkornbrot verteilen.

Frischkäse-Haferflocken-Frühstück für 1 Person

Zutaten:

- 200 g körniger Frischkäse
- 3 EL Haferflocken
- 100 ml Wasser
- 30 g Sauerkirschen

Zubereitung:

1. Die Haferflocken mit dem Wasser verrühren und ca. 5 min. quellen lassen.

2. Die gewaschenen und entkernten Kirschen in kleine Stücke schneiden und zusammen mit dem Frischkäse unter die Haferflocken rühren.

Pfannkuchen ohne Ei für 2 Personen

Zutaten:

- 150g Weizenmehl
- 200ml Buttermilch

- 100ml Mineralwasser
- 1 TL Backpulver
- 1 Prise Salz
- 2 EL Rapsöl
- 2 EL Zucker
- nach Geschmack Zimt

Zubereitung:

1. Mehl, Buttermilch, Mineralwasser, Salz und Backpulver gut miteinander verrühren und den Teig 10 Minuten stehen lassen.

2. Anschließend Pfannkuchen in heißem Rapsöl ausbacken.

3. Mit Zucker und nach Geschmack auch mit Zimt bestreuen.

4. Mit Obst, Kompott oder z. B. Apfelmus servieren.

Beeren-Porridge für 2 Personen

Zutaten:

- 100 g gehackte Mandeln
- 400 ml Wasser
- 8 EL Haferflocken
- 1 Prise Salz
- 4 TL Agavendicksaft
- 250 g Heidelbeeren (oder) andere Beeren
- 10 EL Joghurt

Zubereitung:

1. In einer Pfanne bei mittlerer Hitze die Mandeln unter Rühren leicht anrösten, bis sie schön duften (kein Fett hinzugeben).

2. Das Wasser mit Haferflocken und Salz in einem kleinen Topf kurz aufkochen.

3. Agavendicksaft, Beeren und angeröstete Mandeln unterrühren.

4. Kurz abkühlen lassen und den Joghurt einrühren.

Suppen / Eintöpfe

Champignon-Lauch-Suppe
für 2 Personen

Zutaten:

- 1 kleine Stange Lauch
- 1 EL Rapsöl
- 400 ml Geflügelbrühe
- 150 g Champignons
- 100 ml (4 %) Kondensmilch
- Petersilie
- Salz
- Pfeffer

Zubereitung:

1. Den gewaschenen und geputzten Lauch in feine Streifen schneiden. Bei schwacher Hitze in Öl andünsten und anschließend mit der Brühe ablöschen.

2. Champignons putzen, kurz abbrausen und in Scheiben schneiden. Einige Scheiben für die spätere Deko zur Seite legen. Die restlichen

zum Lauch geben und bei schwacher Hitze ungefähr 10 Minuten ziehen lassen.

3. Anschließend Kondensmilch hinzufügen und das Ganze pürieren. Anstatt der Kondensmilch kann man auch 50 g Schmelzkäse (Halbfett) verwenden.

4. Die Petersilie waschen, hacken, unterrühren und alles nach Belieben mit Salz und Pfeffer abschmecken.

5. Die restlichen Champignonscheiben auf die Suppe geben und servieren.

Fenchelsuppe für 4 Personen

Zutaten:

- 2 mittelgroße Fenchelknollen
- 3 mittelgroße Karotten
- 3 mittelgroße Kartoffeln
- 1 kleine Stange Lauch - in Ringe schneiden
- 100 g Sellerieknolle
- 1 mittelgroße Zwiebel
- 2 EL Kokosöl
- 750 ml hefefreie Gemüsebrühe
- 200 ml Hafersahne

- Kristallsalz
- schwarzer Pfeffer

Zubereitung:

1. Den Strunk vom Fenchel entfernen, Fenchel
   vierteln und in Streifen schneiden; das
   Fenchelgrün aufbewahren.

2. Die Karotten, den Sellerie und die Kartoffeln in
   kleine Würfel schneiden. Den Lauch in Streifen
   schneiden und die Zwiebel fein hacken. Das
   Gemüse in Kokosöl knappe 5 Minuten
   andünsten, dann Gemüsebrühe aufgießen und
   ungefähr 15 Minuten leicht köcheln lassen.

3. Die Sahne dazugeben und alles mit dem
   Stabmixer cremig pürieren.

4. Zum Schluss nach Belieben mit den Gewürzen
   abschmecken und abschließend mit dem
   Fenchelgrün bestreut servieren.

Kartoffelsuppe mit Mandelmus
für 2 Personen

Zutaten:

- 500 g Kartoffeln
- 230 g Möhren
- 5 Schalotten
- 1 Knoblauchzehe
- 1 Liter hefefreie Gemüsebrühe
- 2 EL Erdnussöl
- 2 EL Mandelmus
- 1 TL Thymian
- 1 TL Majoran
- 1/2 TL Meersalz
- Pfeffer aus der Mühle
- 1/2 Bd. fein gehackte Petersilie

Zubereitung:

1. Kartoffeln würfeln, Möhren in Scheiben
   schneiden, Schalotten und Knoblauch schälen
   und fein würfeln.

2. Schalotten und Knoblauch bei mittlerer Hitze im
   Erdnussöl glasig dünsten. Möhren und
   Kartoffeln zufügen. Kurz anschwitzen, die

Gewürze dazu geben und mit Gemüsebrühe aufgießen. Etwa 20 Min. bei niedriger Hitze leicht köcheln lassen.

3. Ungefähr 1/4 des Gemüses aus dem Topf nehmen und zur Seite stellen.

4. Das Mandelmus in die Suppe rühren und alles mit dem Stabmixer pürieren.

5. Dann restliches Gemüse wieder in den Topf geben, kurz erhitzen und noch einmal nach Belieben abschmecken. Mit der Petersilie bestreut servieren.

Erbsensuppe mit Minze für 2 Personen

Zutaten:

- 300 g Tiefkühl-Erbsen
- 1 kleine Kartoffel
- 1 EL Rapsöl
- 1 kl. fein gehackte Zwiebel
- 200 ml Gemüsebrühe
- 150 ml fettarme Milch

- Salz
- 1 Zweig Minze

Zubereitung:

1. Öl in einem Topf erhitzen und die Zwiebel darin
   andünsten. Mit der Brühe ablöschen.

2. Kartoffeln und Erbsen zufügen, dann mit der
   der Milch aufgießen.

3. Einige Minzeblättchen abzupfen, klein
   schneiden, mit in die Suppe geben. Alles
   einmal aufkochen, dann zugedeckt bei milder
   Hitze etwa 10 Minuten köcheln lassen.

4. Eine Schöpfkelle Erbsen aus dem Topf fischen
   und als Suppeneinlage zur Seite legen. Die
   restliche Suppe mit dem Passierstab pürieren.
   Die Erbsen wieder in die Suppe geben, kurz
   erhitzen und vor dem Servieren mit frischer
   <u>Minze</u> garnieren.

Hauptgerichte

Marinierte Hähnchenbrust mit Ofengemüse für 2 Personen

Zutaten für die Hähnchenbrust / Marinade:

- 1 EL Senf
- 1 EL Honig
- 1 EL Öl
- 1 EL Sojasoße
- 2 Zehen Knoblauch
- Salz und Pfeffer
- 250 g Hähnchenbrust

Zubereitung:

1. Aus Senf, Honig, Öl, Sojasoße, Salz und Pfeffer und Knoblauch eine Marinade mischen.

2. Das gewaschene und trocken getupfte Hähnchenbrustfilet in der Marinade zugedeckt mindestens 30 Minuten einlegen.

Zutaten für das Ofengemüse:

- 1 Knolle frische Rote Bete
- 2 Karotten
- 2 Pastinaken
- 1 Süßkartoffel
- 1 Zwiebel
- 1 Zehen Knoblauch
- 1 EL Öl
- 1 EL Honig
- Saft einer Orange
- 1 EL getrockneter Thymian
- Salz und Pfeffer

Zubereitung:

1. Das ganze Gemüse putzen, schälen und in grobe Stücke schneiden.

2. Die Rote Bete fünf Minuten in kochendem Wasser blanchieren, dann kurz abschrecken.

3. Zwiebel und Knoblauch fein würfeln. Mit Öl, Honig und Orangensaft verrühren dann das Wurzelgemüse untermischen. Alles gleichmäßig in einer ofenfesten Form verteilen. Je nach Geschmack mit Salz, Pfeffer und Thymian würzen und im Ofen bei 200 Grad Umluft auf der mittleren Schiene ungefähr 45

Minuten backen.

4. Zum Schluss das marinierte Hähnchenfleisch
   trocken tupfen und in einer beschichteten
   Pfanne ohne Fett auf beiden Seiten ungefähr 5
   bis 10 Minuten anbraten. Dann mit dem
   Ofengemüse servieren.

Linsencurry für 4 Personen

Zutaten:

- 200 g Reis
- 400 ml Wasser
- 1 Bund Frühlingszwiebeln
- 2 EL Rapsöl
- 250 g gelbe Linsen
- 400 ml Gemüsebrühe
- 300 ml Kokosmilch
- 300 g frischer Fenchel
- 200 g Möhren
- 1 walnussgroßes Stück Ingwer
- 1 kleine rote Chillischote
- Curry, Koriander, Salz

Zubereitung:

1. Den Reis mit dem Wasser aufkochen und
    garen.

2. Die Frühlingszwiebeln in feine Ringe schneiden
    und in einem Topf mit heißem Öl anschwitzen.
    Linsen dazugeben, mit der Gemüsebrühe und
    Kokosmilch ablöschen und alles zusammen
    aufkochen.

3. Fenchel säubern, halbieren, den Strunk
    entfernen und dann in feine Streifen
    schneiden. Die Möhren in Scheiben schneiden.
    Fenchel und Möhren mit den Linsen kochen.

4. Ingwer und Chili in sehr feine Würfel schneiden
    und mitkochen. Das Curry weitere 20 Minuten
    kochen lassen, dann mit Currypulver, Koriander
    und Salz abschmecken. Mit dem Reis
    servieren.

Nudeln mit Thunfisch-Tomatensauce für 2 Personen

Zutaten:

- 200 g Thunfisch im Saft aus der Dose
- 75 g grüne Oliven mit Stein
- 175 g Vollkornnudeln
- 1 Zwiebel
- 3 Tomaten (ca. 250 g)
- ½ Bund Basilikum
- 2 EL Olivenöl
- 20 g Kapern (Glas)
- 100 ml Tomatensaft
- Pfeffer
- Salz

Zubereitung:

1. Den Thunfisch abtropfen lassen, Oliven entsteinen und die Vollkornnudeln in Salzwasser bissfest garen.

2. Währenddessen Zwiebel schälen und fein würfeln. Tomaten waschen und vierteln, dabei

die Stielansätze entfernen. Tomaten entkernen und grob würfeln.

3. Dann das Basilikum waschen, trockenschütteln, Blätter abzupfen und fein hacken.

4. Öl in einer Pfanne bei mittlerer Hitze erhitzen. Zwiebelwürfel darin 1 Minute farblos andünsten. Tomatenwürfel dazugeben und eine weitere Minute dünsten. Oliven, Kapern und Tomatensaft dazugeben und bei kleiner Hitze fünf Minuten köcheln lassen. Thunfisch dazugeben und so lange weiterköcheln lassen, bis der Thunfisch komplett erwärmt ist.

5. Nudeln in einem Sieb abgießen, gut abtropfen lassen und mit der Tomatensauce vermengen. Mit Salz und Pfeffer würzen und mit dem Basilikum bestreut servieren.

Auberginen-Auflauf mit Mozzarella für 4 Personen

Zutaten:

- 750 g Auberginen
- 1 Zwiebel
- 1 Knoblauchzehe
- 3 EL Olivenöl
- 1 kleine Dose (400 g) geschälte Tomaten
- 200 g Mozzarella
- 20 g frisch geriebener Parmesan
- Salz
- frisch gemahlener Pfeffer
- getrockneter Oregano
- frisches Basilikum

Zubereitung:

1. Die gewaschenen und geputzten Auberginen in fingerdicke Scheiben schneiden. Auf ein mit Backpapier ausgelegtes Blech legen und im Backofen von beiden Seiten 5-7 Minuten bei 220 Grad Umluft (vorgeheizt) grillen. Wenn sie Farbe annehmen, sind die Auberginen gar. Den Ofen nicht ausschalten.

2. Inzwischen Zwiebeln in Ringe und Knoblauch in Würfel schneiden, Basilikum waschen, trocknen und die Blätter abzupfen und in feine Streifen schneiden. Öl in einer Pfanne erhitzen und Zwiebeln und Knoblauch darin andünsten. Die geschälten Tomaten dazugeben, alles mit Salz, Pfeffer, Oregano und Basilikum würzen und offen bei schwacher Hitze 8-10 Minuten einkochen.

3. Mozzarella in Scheiben schneiden. In eine geölte Auflaufform 2 EL Tomatensoße geben und diese mit einer Schicht Auberginenscheiben bedecken. Darauf in dieser Reihenfolge 2-3 EL Tomatensoße, Mozzarellascheiben und 2 EL geriebenen Parmesan schichten. Das Ganze so lange weiterschichten, bis alle Zutaten in der Form sind. Die oberste Schicht bilden Mozzarella und Parmesan. Im vorgeheizten Backofen (Mitte) 15-20 Minuten backen.

Orientalisches Kichererbsen-Kürbis-Curry für 2 Personen

Zutaten:

- 500 g Kürbisfleisch
  40 g Kichererbsen aus der Dose
  1/2 TL Kurkuma
  1/2 TL Kümmel
  1/2 TL Koriander
  1 Zwiebel
  1 Knoblauchzehe
  Salz, Pfeffer, Paprikapulver

Zubereitung:

Kurkuma, Kümmel und Koriander in heißem Öl unter ständigem Rühren anbraten. Die geschnittene Zwiebel und den Knoblauch hinzufügen, glasig anbraten, anschließend das gewürfelte Kürbisfleisch und die Kichererbsen hinzugeben. Ein wenig Wasser draufgießen, kurz umrühren und bei leichter Hitze etwa 25 min. bei geschlossenem Deckel simmern lassen. Nach Belieben mit Salz, Pfeffer und Paprikapulver abschmecken und zum Beispiel mit Joghurt und Fladenbrot anrichten.

Hähnchencurry für 4 Personen

Zutaten:

- 700 g Hähnchenbrust
- 100 g Tikka-Masala-Paste
- 6 EL sahnigen Joghurt
- 6 kleine rote Zwiebeln
- 60 g Ingwerwurzel
- 2 EL Öl
- 850 g Dosentomaten
- 2 EL Tomatenmark
- 150 g Sojacreme
- Salz
- schwarzer Pfeffer
- Kümmel

Zubereitung:

1. Abgespülte Hähnchenbrust in Würfel schneiden.

2. Tikka-Masala-Würzmischung und Joghurt in einer Schüssel verrühren, Hähnchenwürfel dazugeben und alles miteinander vermischen.

3. Zwiebeln in breite Streifen schneiden und geschälten Ingwer fein hacken. Zwiebeln und

Ingwer in einer Pfanne mit heißem Öl 2-3
Minuten anbraten. Hähnchenwürfel hinzufügen
und 1 Minute weiterbraten.

4. Dosentomaten zerkleinern, mit Tomatenmark
   und 125 ml Wasser in die Pfanne geben und
   kurz aufkochen. Zugedeckt 10 Minuten bei
   mittlerer Hitze kochen lassen.

5. Zum Schluss etwas Sojacreme einrühren,
   nochmals kurz aufkochen. Mit Salz, Kümmel
   und Pfeffer würzen. Mit restlicher Sojacreme
   anrichten.
   Dazu passt z. B. Reis.

Nudel-Kichererbsen-Salat für 2 Personen

Zutaten:

- 120 g Nudeln (bevorzugt Vollkorn)
- Salz
- 1 Dose Kichererbsen
- 1 Bund Minze
- 250 g Cocktailtomaten
- 1 Paprika
- 2 EL Rapsöl

- 1 EL Balsamicoessig
- 1 TL Senf
- 1 Prise Zucker
- Pfeffer

Zubereitung:

1. Die Nudeln nach Packungsanleitung garen und abkühlen lassen.

2. Die Kichererbsen abgießen und mit etwas klarem Wasser abspülen.

3. Die Minzblätter abwaschen, von den Stielen abzupfen und kleinhacken.

4. Die Cocktailtomaten und die Paprika waschen, Tomaten halbieren und Paprika in Stücke schneiden.

5. Kichererbsen, Minze, Kirschtomaten und Paprikastücke mit den Nudeln vermischen.

Für das Dressing:

Das Rapsöl mit Essig und Senf verrühren und mit etwas Zucker, Salz und Pfeffer abschmecken.
Mit dem Salat vermischen.

Tipp: Den Salat kann man auch prima mit zur Arbeit nehmen. Einfach in eine Dose oder Weckglas zum Mitnehmen umfüllen und über Nacht kühl stellen.

Fischpfanne mit Frühlingsgemüse für 2 Personen

Zutaten:

- 1 Zwiebel
- 1 Stange Lauch
- 2 Karotten
- Kohlrabi
- 200 g Zuckerschoten
- EL Rapsöl
- Salz
- Pfeffer
- 300 ml Gemüsebrühe
- (je ca. 80 g) Fischfilets
- 2 EL Zitronensaft
- EL saure Sahne
- 100 g Magerquark
- 100 g (0 % Fett) Naturjoghurt
- 3 - 4 Stiele Dill
- Cayenne-Pfeffer

Zubereitung:

1. Die Zwiebel in feine Würfel und den Lauch in Ringe schneiden.

2. Karotten und Kohlrabi schälen und in feine Streifen schneiden.

3. Die Zuckerschoten putzen und waschen.

4. Zwiebel und Lauch in einer beschichteten Pfanne mit etwas heißem Öl andünsten. Karotte und Kohlrabi dazugeben und mitdünsten, dann mit Salz und Pfeffer abschmecken. Die Brühe dazu gießen.

5. Die gewaschenen Fischfilets mit Küchenkrepp trocken tupfen, mit 2 TL Zitronensaft beträufeln und nach Belieben pfeffern und salzen. Die Filets auf das Gemüsebett legen und zugedeckt etwa 10-15 Minuten dünsten. Kurz vor Ende der Garzeit die Zuckerschoten hinzugeben und mitdünsten.

6. Die saure Sahne mit dem Magerquark und dem Joghurt verrühren.

7. Den Dill waschen, die Spitzen abzupfen und fein hacken. Den Dill unter die Sahne-Quark-Joghurt-Mischung rühren, mit restlichem

Zitronensaft, Salz, Pfeffer und Cayenne-Pfeffer
würzen.

8. Fisch und Gemüse mit dem Dillrahm servieren.

Reispfanne mit Lachs und Brokkoli für 4 Personen

Zutaten:

- 250 g Vollkorn- oder Naturreis
- 500 g Brokkoli
- 600 g Lachsfilet
- 2 dünne Stangen Lauch
- 4 EL Rapsöl
- Zitronensaft

Zubereitung:

1. Reis nach Packungsanleitung kochen.

2. Den Brokkoli in Röschen zerteilen und diese dann etwa 3 bis 4 Minuten in etwas kochendem Salzwasser garen. Brokkoli Röschen abgießen und abtropfen lassen.

3. Das abgespülte Lachsfilet mit Küchenkrepp trocken tupfen und in Würfel schneiden.

4. Den gewaschenen Lauch in Ringe schneiden.

5. Die Lachswürfel zusammen mit dem Lauch in eine beschichtete Pfanne mit heißem Rapsöl geben und in ca. 8-10 Minuten gar dünsten.

6. Die Brokkoli Röschen und den Reis dazugeben und die komplette Reispfanne nach Belieben mit ein paar Spritzern Zitronensaft, Salz und Pfeffer abschmecken.

Vegetarisches Chili für 2 Personen

Zutaten:

- 2 EL Olivenöl
- fein gewürfelte Zwiebel
- 1 gewürfelte Knoblauchzehe
- 1 gewürfelte Paprikaschote
- 250 ml Gemüsebrühe
- 1 fein gewürfelte Chilischote
- Paprika, Koriander, Salz, Zimt
- 1/2 kleine Dose Tomaten
- 20 g Ajvar

- 125 g Kidneybohnen
- 75 g Mais
- 40 g getrocknetes Sojagranulat

Zubereitung:

1. In einem Topf Öl erhitzen, Zwiebel und Knoblauch darin anschwitzen Paprika und Chili zugeben, ein wenig anrösten und anschließend mit etwas Brühe aufgießen. Das Ganze mit Paprika, Koriander, Salz und Zimt würzen und die Tomaten und das Ajvar hinzugeben.

2. Kidneybohnen und Mais dazugeben und mit den Rest der Brühe zugießen.

3. Sojagranulat in kochendem Salzwasser 10 Minuten einweichen, abspülen und ausdrücken. Unter das Gemüse rühren. Dann das Chili 45 Minuten leicht köcheln lassen. Falls nötig, noch etwas Gemüsebrühe zugeben und abschmecken.

Lachsfilet auf Paprika-Quinoa für 4 Personen

Zutaten:

- 4 (Wild)Lachsfilets (TK)
- 300 g Quinoa
- 4 rote Paprika
- 2 Zitronen
- 900 ml Wasser
- Gemüsebrühe
- Salz
- Pfeffer
- Paprikapulver

Zubereitung:

1. Den (Wild) Lachs rechtzeitig auftauen lassen. Am besten ungefähr drei Stunden vor der Zubereitung ausgepackt in einer Schale in den Kühlschrank legen.

2. Die gewaschenen Paprikaschoten in kleine Stücke schneiden, die Zitrone waschen und in kleine Schnitze schneiden. Das Quinoa gründlich mit heißem Wasser waschen, um die unangenehmen Bitterstoffe aus den äußeren Schichten zu entfernen.

3. In einem Topf die Hälfte des Wassers zum
   Kochen bringen. Gemüsebrühe und Quinoa
   hineingeben und gute 10 Minuten köcheln
   lassen. Paprika dazugeben und das Lachsfilet
   oben drauflegen und weiter köcheln.

4. Nach 10 Minuten den Topf vom Herd nehmen,
   die Lachsfilets umdrehen, Deckel schließen
   und das Quinoa 5 Minuten quellen lassen.

5. Das Lachsfilet abheben und mit Salz und
   Pfeffer würzen. Das Quinoa-Paprikagemüse
   nach Belieben abschmecken.

6. Quinoa und Lachsfilets auf einem Teller
   anrichten. Die Zitronenstücke zum Beträufeln
   des Wildlachs dazulegen und genießen.

Kartoffel-Lauch-Gratin für 2 Personen

Zutaten:

- 400 g Lauch
- kleine Zwiebel
- 250 ml Gemüsebrühe (Instant)
- 1 EL Rapsöl
- 1 Lorbeerblatt

- Muskat
- Salz
- Pfeffer
- 50 g geriebener Parmesan
- 200 g vorwiegend festkochende Kartoffeln
- 100 g Frischkäse 20% Fett i.Tr.

Zubereitung:

1. Backofen auf 180 Grad vorheizen.

2. Lauch putzen, längs einschneiden, gründlich waschen und die Stangen in kurze Stücke teilen.

3. Zwiebel schälen und fein hacken, mit dem Lauch in heißem Öl andünsten, mit der kochenden Brühe ablöschen und das Lorbeerblatt zufügen. Lauch zugedeckt etwa 10 Minuten bei milder Hitze garen. Mit Salz, Pfeffer und Muskat würzen.

4. Kartoffeln schälen, klein würfeln und mit dem Frischkäse unter den Lauch mischen. Alles in eine Auflaufform schichten. Mit Parmesan bestreuen. Im Backofen auf der zweiten Schiene von unten etwa 20 Minuten überbacken.

Risotto mit grünem Spargel
für 4 Personen

Zutaten:

- 1000 g grüner <u>Spargel</u>
- 200 g frischer Blattspinat
- 800 ml Gemüsebrühe
- 2 kleine Zwiebeln
- 2 EL Olivenöl
- 250 g Risotto-Reis
- Salz
- Pfeffer aus der Mühle
- 4 EL geriebener Parmesan

Zubereitung:

1. Den gewaschenen Spargel im unteren Drittel schälen und dabei notfalls die holzigen Enden entfernen. Dann den Spargel in längere Stücke schneiden und die Köpfe zur Seite legen.

2. Spinat gründlich waschen und von den großen Blättern die Stiele entfernen.

3. Ungefähr 4-5 Minuten die Spargelstücke in der
    Brühe bissfest garen, dabei die Spargelspitzen
    kurz mitgaren. Mit einem Schaumlöffel
    herausnehmen, warm stellen.

4. Spinat 1 Minute in der kochenden Brühe
    blanchieren, herausnehmen, grob hacken,
    warm stellen. Die Brühe vom Kochen
    aufbewahren.

5. Dann die Zwiebel schälen, fein hacken und in
    einem Topf in Öl andünsten. Reis zugeben und
    unter Rühren andünsten. 125 ml der Brühe
    angießen, sodass der Reis vollständig bedeckt
    ist. Bei milder Hitze etwa 20 Minuten köcheln
    lassen, dabei immer wieder Brühe nachgießen
    und umrühren, sobald die Flüssigkeit vom Reis
    vollständig aufgenommen wurde.

6. Spargel, Spinat und Käse unter das Risotto
    heben. Mit Salz und Pfeffer abschmecken.

Putenschnitzel mit Kokos-Panade für 4 Personen

Zutaten:

- 4 Putenschnitzel
- weißer Pfeffer
- 50 g getrocknete Ananas
- 120 g Kokoschips (Reformhaus)
- 20 g Haferkleie Flocken
  (mit dem Mörser zu Mehl zerkleinert)
- Ei
- 6 EL Rapsöl

Zubereitung:

1. Getrocknete Ananas sehr klein schneiden und mit den Kokoschips vermengen. Haferkleie-Mehl und Kokoschips auf je einen Teller geben. Ei verschlagen und in einen tiefen Teller gießen. Fleisch erst in Mehl, dann Ei und zuletzt in Kokoschips wenden und gut andrücken.

2. Öl in einer Pfanne erhitzen und Schnitzel darin ca. drei Minuten bei mittlerer Hitze von jeder Seite braten. Schmeckt gut zu Curry Gerichten.

Vollkorn-Nudelsalat für 1 Person

Zutaten:

- 120 g Vollkornnudeln
- Salz
- Dose Kichererbsen (265 g Abtropfgewicht, gegart)
- 1 Bund Minze
- 250 g Kirschtomaten
- 1 Paprika
- EL Rapsöl
- 1 EL Balsamicoessig
- 1 TL Senf
- 1 Prise Zucker
- Pfeffer

Zubereitung:

1. Die Vollkornnudeln in kochendem Salzwasser nach Packungsanleitung garen und im Anschluss abkühlen lassen. Wenn es schnell gehen soll, kann man die Nudeln nach dem Kochen auch mit kaltem Wasser abschrecken.

2. Die Kichererbsen abgießen und abspülen. Die Minzblätter abwaschen, von den Stielen abzupfen und kleinhacken. Die Kirschtomaten

und die Paprika waschen, Tomaten halbieren und Paprika in Stücke schneiden. Kichererbsen, Minze, Kirschtomaten und Paprikastücke mit den Nudeln vermischen.

3. *Für das Dressing*:
    Das Rapsöl mit Essig und Senf verrühren und mit etwas Zucker, Salz und Pfeffer abschmecken. Mit dem Salat vermischen.

Toskanischer Hähnchen-Gemüse-Auflauf für 2 Personen

Zutaten:

- 3 TL Olivenöl
- TL Honig
- EL Sojasoße
- 1 EL Chilisoße
- ½ TL (aus dem Glas) Preiselbeeren
- TL Tomatenmark
- Salz
- 1 kleine Kartoffel
- 300 g rote und gelbe Paprika
- 100 g Zucchini
- 1 große Zwiebel
- 1 Zehe Knoblauch

- 300 g Hähnchenbrustfilet
- 2 Tomaten
- 1 Zweig Rosmarin
- 1 kleiner Zweig Thymian
- 25 ml Hühnerbrühe

zum Braten: Rapsöl

Zubereitung:

1. Ofen auf 200 Grad vorheizen.

2. Das Hähnchenbrustfilet in mittelgroße Stücke schneiden.

3. Die ersten sieben Zutaten für die Marinade mischen und die Hähnchenstücke hineinlegen. Mindestens 1 Stunde marinieren.

4. Den Knoblauch klein hacken, Zwiebel halbieren und in Ringe schneiden, Rosmarin und Thymian waschen und trocken schütteln. Ein Stück Rosmarinzweig aufbewahren, den Rest hacken. Tomaten, Paprika und Zucchini in mittelgroße und die Kartoffel in kleine Würfel schneiden.

5. Zwiebeln, Knoblauch und gehackte Kräuter in
   Rapsöl andünsten.

6. Gemüse, Kartoffeln und Gewürze in eine
   Auflaufform geben. Gut vermengen, salzen und
   pfeffern.

7. Das Fleisch mit der Marinade über die
   Kartoffel-Gemüse-Mischung geben,
   Hühnerbrühe angießen und mit den
   Rosmarinzweigen auf den Auflauf geben. Ca.
   40 Minuten im Ofen garen.

Süßspeisen und Kuchen

Tofu-Schokoladenmousse für 3 Personen

Zutaten:

- 50 g Schokolade (mindestens 70 % Kakao)
- ½ kleine Bio-Orange
- ½ Vanilleschote
- 50 g Rohrohrzucker
- 350 g Seidentofu
- 20 g Kakaopulver
- 2 EL Kaffeelikör oder 3 EL abgekühlter Espresso
- Eiweiß
- Salz

Zubereitung:

1. Zuerst die Schokolade grob hacken und dann in einer Schüssel über einem heißen, aber nicht kochenden Wasserbad schmelzen lassen.

2. Die Orange heiß abspulen, abtrocknen und die Schale fein abraspeln.

3. Die Vanilleschote der Länge nach aufschneiden, das Mark herauskratzen und mit dem Zucker vermischen. Tofu, Kakaopulver, Orangenschale, Vanillezucker und Likör (oder Espresso) mit den Quirlen des Handmixers oder in der Küchenmaschine cremig schlagen.

4. Dann die geschmolzene Schokolade in die Tofumasse geben und glattrühren.

5. Die Eier trennen und die Eiweiße mit einer Prise Salz mit den Quirlen des Handmixers steifschlagen. Eischnee unter die Tofumasse heben.

6. Die Mousse in Gläser füllen und mindestens zwei Stunden kaltstellen.

Brownies ohne Backen
für 4 Personen

Zutaten:

- 15 (ca. 300 g) Medjool-Datteln
- 150 g ganze, ungeschälte Mandeln
- 180 g Wal- oder Haselnüsse
- 100 g Kakao
- ½ TL Meersalz

Zubereitung:

1. Die Datteln entsteinen, grob hacken und ungefähr 30 Minuten in etwas Wasser einweichen.

2. Währenddessen die Mandeln grob hacken und zur Seite stellen.

3. Die Nüsse im Mixer auf höchster Stufe mahlen, so dass sie die Konsistenz von Mehl haben. Kakao und Salz hinzufügen und nochmals kurz mahlen.

4. Die Dattelstücke in ein Sieb gießen, abtropfen lassen und dabei das Einweichwasser auffangen. Die Dattelstücke portionsweise in

den Mixer zur Nuss-Kakaomischung geben und alles zu einem gleichmäßigen Teig verarbeiten. Die Teigmasse sollte leicht zusammenkleben. Ist sie zu trocken oder nicht klebrig genug, muss man noch etwas Einweichwasser dazugeben. Zuletzt die grob gehackten Mandeln unterkneten.

5. Den Teig in eine flache Schüssel geben und gleichmäßig platt drücken. Mindestens 24 Stunden locker (nicht luftdicht) abgedeckt in den Kühlschrank stellen.

6. Danach die Brownie-Platte in Stücke schneiden und servieren.

Vanille Grießbrei mit Äpfeln und Nüssen für 1 Person

Zutaten:

- rotschaliger fester Apfel
- ½ EL Honig
- ½ TL Zimt
- ½ Vanilleschote
- 200 ml Milch (1,5 % Fett)
- ½ Prise Salz

- 25 g Weizen-Vollkorngrieß
- ½ EL Rohrzucker
- 20 g Walnusskerne
- Zitronenmelisse (nach Belieben)

Zubereitung:

1. Die Äpfel waschen, achteln und entkernen.

2. Honig, 4 EL Wasser, Zimt und Äpfel in einen Topf geben. Einmal aufkochen, dann die Hitze reduzieren und 4-5 Minuten dünsten.

3. Inzwischen die Vanilleschote mit einem spitzen Messer aufschlitzen, das Mark herauskratzen. Milch mit Vanillemark und Salz aufkochen. Grieß mit Rohrzucker mischen und mit dem Schneebesen langsam in die leicht kochende Milch rühren, nochmals zum Kochen bringen. Den Topf von der Platte nehmen und den Grießbrei zugedeckt 4 Minuten quellen lassen.

4. Inzwischen die Walnusskerne hacken.

5. Den Grießbrei gut durchrühren und in Schalen füllen. Äpfel und Nüsse darauf geben, nach Belieben mit Blättchen der Zitronenmelisse garnieren und servieren.

Backfreie Beeren-Tarte für 8 Stücke

Zutaten für den Boden:

- 10 Medjool-Datteln
- 175 g Mandeln
- 50 g Haselnüsse
- 50 g Sonnenblumenkerne
- 3 EL Kokosfett
- ¼ TL Meersalz

Zutaten für den Belag:

- 300 g (frisch oder TK) Brombeeren
- 300 g (frisch oder TK) Heidelbeeren
- 4 Stiele Basilikum
- 2 EL Ahornsirup
- TL Limettensaft
- 150 ml Kokosmilch
- 1 EL Kartoffelmehl
- 1 TL Agar-Agar
- 175 g gemischte Beeren zum Garnieren

1. Die Datteln entsteinen, grob hacken und ungefähr 30 Minuten in etwas Wasser einweichen.

2. Mandeln, Haselnüsse und Sonnenblumenkerne in einer Pfanne ohne Öl anrösten, bis sich ein angenehmer Duft entwickelt. Abkühlen lassen und im Mixer nicht zu fein zermahlen.

3. Die gehackten Datteln abgießen (das Einweichwasser auffangen), portionsweise mit dem Kokosöl und dem Salz in einen Mixer geben und zu einem klebrigen Teig verarbeiten. Wenn dieser zu trocken ist, ein wenig von dem Einweichwasser hinzugeben. Den Teig in eine gefettete Springform geben, glatt drücken, dabei einen ca. 2 cm. Hohen Rand formen. In den Kühlschrank stellen.

4. Für den Belag die Beeren waschen (oder auftauen lassen), den Basilikum waschen und trockenschütteln und die Blätter abzupfen. Einige für die Deko zur Seite legen.

5. Den Rest mit den Beeren pürieren und das
   Püree durch ein Sieb passieren. Kokosmilch,
   Ahornsirup und Limettensaft zum Beerenpüree
   geben, gut verrühren und abschmecken.

6. Agar-Agar und Kartoffelmehl mit dem
   Schneebesen einrühren, um das Ganze zu
   binden. Das Beerenpüree unter ständigem
   Rühren kurz aufkochen, in eine Schüssel
   umfüllen und abkühlen lassen. Dabei ab und zu
   umrühren. Sobald das Püree lauwarm ist, auf
   dem Kuchenboden verteilen und die Tarte
   mindestens vier Stunden im Kühlschrank ruhen
   lassen.

7. Vor dem Servieren die restlichen Beeren
   abwaschen und trocken tupfen. Die Tarte mit
   Beeren und Basilikumblättchen garnieren.

Schoko-Chia Pudding für 2 Personen

Zutaten:

- 100 g frische oder gefrorene Beeren
- 3 EL Chiasamen
- EL rohes Kakaopulver
- 300 ml Mandelmilch

- EL Yaconsirup zum Süßen
- EL Mandelmus
- 1/2 TL <u>Zimt</u>
- 1/2 TL Vanillepulver

Zubereitung:

1. Alle Zutaten, bis auf die Beeren, gut miteinander vermischen und die Mischung über Nacht im Kühlschrank quellen lassen.

2. Am Folgetag die aufgetauten Beeren dazugeben.

3. Man kann natürlich auch eine größere Menge des Puddings herstellen, da er bis zu fünf Tage im Kühlschrank aufbewahrt werden kann.

Apfelbrot für eine Kastenform

Zutaten:

- 650 g Dinkelvollkornmehl
- TL Salz
- 1 Würfel frische Hefe
- 1 EL Zucker

* 400 g lauwarmes Wasser
* 100 g grob gemahlene Haselnüsse
* 300 g grob geraspelte Äpfel (z.B. Boskop)
* 50 g Rosinen nach Geschmack
* Fett für die Form

Zubereitung:

1. Das Mehl mit dem Salz in einer großen Schüssel mischen. In die Mitte des Mehls eine Mulde drücken. Dort die Hefe hineinbröseln und mit dem Zucker und etwas Wasser verrühren. Anschließend das restliche Wasser dazugeben und alles zu einem glatten Hefeteig verkneten. Diesen Teig abgedeckt an einem zimmerwarmen Ort etwa 45 Minuten gehen lassen.

2. Die Haselnüsse, die Apfelraspeln und ‚je nach Geschmack, auch die Rosinen unter den Hefeteig kneten. Eine Kastenform ausfetten und den Teig hineinfüllen und glattstreichen.

3. Den Backofen auf 180°C / Umluft oder 200°C / Ober- und Unterhitze vorheizen. Den Teig währenddessen noch einmal gehen lassen, dann die Kastenform in den Backofen geben und ca. 45 bis 50 Minuten backen.

Orangen-Heidelbeer-Muffins 12 Stück

Zutaten:

6 Papierförmchen und eine Muffinform

- 100 g TK Heidelbeeren (oder frische, gewaschene Heidelbeeren)
- 125 ml Orangensaft
- 125 g Vollkornmehl
- 40 g Zucker (braun oder weiß)
- TL Backpulver
- 1/2 TL Natron
- 1 Prise Salz
- 1 reife (braune) Banane
- EL Rapsöl
- Puderzucker zum Bestreuen

Zubereitung:

1. Papierförmchen in die Muffinform setzen. Mehl, Zucker, Backpulver, Natron und 1 Prise Salz mischen.

2. In einer weiteren Schüssel die Banane mit dem Öl und dem Orangensaft pürieren, bis eine homogene Masse entsteht. Die Saftmischung zur Mehlmischung geben und nur so lange verrühren, bis alle Zutaten feucht sind. Dann

die Heidelbeeren vorsichtig unterheben.

3. Die Förmchen ungefähr ¾ hoch mit dem Teig befüllen und im Backofen auf der mittleren Schiene bei 180 Grad (vorgeheizt) ungefähr 25-30 Minuten goldbraun backen.

4. Aus dem Backofen nehmen und etwa 5 Minuten ruhen lassen. Die Muffins aus der Form lösen und abkühlen lassen. Zum Schluss noch mit Puderzucker bestreuen.

Himbeer-Frischkäse-Dessert für 2 Personen

Zutaten:

- 80 g TK-Himbeeren
- 100 g Frischkäse
- 150 g Naturjoghurt
- 20 g Agavendicksaft
- Spritzer Zitronensaft

Zubereitung:

Die Himbeeren auftauen und mit dem Frischkäse,
dem Joghurt, Agavendicksaft und Zitronensaft in einer
Schüssel verquirlen.

Haftungsausschluss

„Die Verwendung der Informationen in diesem Buch und die Umsetzung derselben erfolgt ausdrücklich auf eigenes Risiko. Der Autor kann für etwaige Unfälle und Schäden jeder Art, die sich bei der Zubereitung der Speisen ergeben, aus keinerlei Rechtsgrund die Haftung übernehmen. Haftungsansprüche gegen den Autor für Schäden jeglicher Art, die durch die Nutzung der Informationen in diesem Buch, bzw. durch die Nutzung fehlerhafter und/ oder unvollständiger Informationen verursacht wurden, sind ausgeschlossen. Folglich sind auch Rechts- und Schadenersatzansprüche ausgeschlossen. Der Inhalt dieses Werkes wurde mit größter Sorgfalt erstellt und überprüft. Der Autor übernimmt keine Gewähr und Haftung für die Aktualität, Korrektheit, Vollständigkeit und Qualität der bereitgestellten Informationen. Druckfehler können nicht vollständig ausgeschlossen werden. Weiterhin beruht der Inhalt dieses Werkes auf persönlichen Erfahrungen und Meinungen des Autors. Der Inhalt darf nicht mit medizinischer Hilfe verwechselt wer-den."

Impressum